AF466199

ACADÉMIE IMPÉRIALE DE MÉDECINE

DISCUSSION

SUR LA

TRANSMISSION DE LA SYPHILIS

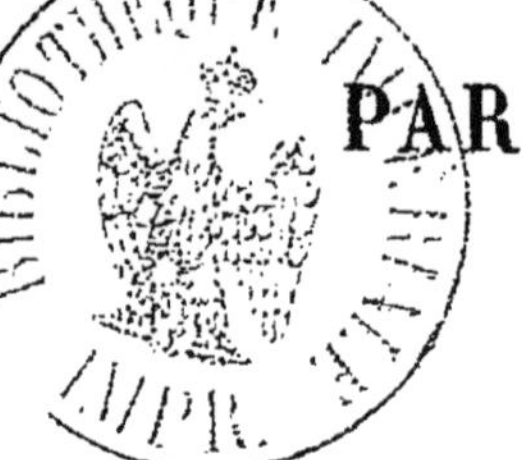

PAR LA VACCINE

DISCOURS

DE M. BOUVIER

(Séance du 28 février 1865.)

PARIS

J.-B. BAILLIÈRE ET FILS,

LIBRAIRES DE L'ACADÉMIE IMPÉRIALE DE MÉDECINE,

Rue Hautefeuille, 19.

1865

EXTRAIT DU BULLETIN DE L'ACADÉMIE IMPÉRIALE DE MÉDECINE,
1864-1865, t. XXX, p. 457 à 480.

Paris. — Imprimerie de E. MARTINET, rue Mignon, 2.

DISCUSSION

SUR LA

TRANSMISSION DE LA SYPHILIS

PAR LA VACCINE

Messieurs, le 19 mai 1863, un de nos plus savants collègues prononçait, si le *Bulletin* les a bien rendues, les paroles que voici : « J'ai d'abord repoussé ce mode de transmission de la vérole par la vaccination. Les faits se reproduisant et paraissant de plus en plus confirmatifs, j'ai accepté la possibilité de ce mode de transmission, je dois le dire, avec réserve, si vous le voulez, avec répugnance. Mais aujourd'hui, je n'hésite plus à PROCLAMER LEUR RÉALITÉ » (1). L'orateur qui s'exprimait ainsi il y a moins de deux ans, c'est mon excellent collègue et ami M. Ricord.

En 1865, cette déclaration formelle ne s'est pas reproduite ; elle a été remplacée, dans les discours de notre éminent collègue, par le doute, l'hésitation, le dirai-je ? par une sorte d'embarras, enfin par un appel à de nouveaux faits.

Ce doute, cette hésitation de la part d'une aussi haute autorité en syphilographie, devaient produire d'autres doutes, d'autres hésitations dans l'esprit de plusieurs d'entre nous.

(1) *Bulletin de l'Académie de médecine*, t. XXVIII, p. 669.

Mon but, en prenant la parole, a été de faire mes efforts pour répandre encore quelques lueurs sur ces incertitudes.

La discussion n'a presque roulé jusqu'ici que sur les faits présentés par M. Depaul, que sur le récit très-sommaire qu'il en a donné. On n'a guère ajouté à ce récit qu'un renseignement relatif à Chiabrera, qui avait échappé à M. Depaul, — quoiqu'il soit imprimé dans trois ou quatre endroits, — et des détails très-circonstanciés sur l'observation de l'Hôtel-Dieu, ainsi que sur celles de M. Lecocq. Or, votre rapporteur devait se renfermer dans le cadre étroit d'un rapport destiné à M. le Ministre; il devait, comme il le disait lui-même, se borner à un nombre restreint d'observations et en resserrer l'exposé dans le plus petit espace possible.

Que ses honorables contradicteurs cessent donc de demander à ce rapport la réponse à toutes leurs objections! Que ceux d'entre vous qui ne connaîtraient les faits de syphilis vaccinale que par le rapport de M. Depaul et par la discussion qui l'a suivi, cessent de croire qu'ils possèdent une notion complète de ces faits! On n'a pu placer sous les yeux de l'Académie qu'une partie de la vérité; ce n'est qu'en remontant aux sources, en compulsant toutes les archives de la science, que l'on peut découvrir la vérité tout entière.

Croit-on, par exemple, que le rapport donne une idée exacte du nombre de cas connus de transmission de la syphilis par la vaccine? Loin de là; il faudrait peut-être doubler le nombre des faits rapportés par M. Depaul; doubler le nombre des victimes dont il vous a parlé; et qui sait si cette évaluation ne serait pas encore au-dessous de la vérité!

Qui n'a été vivement impressionné par le tableau émouvant du désastre de Rivalta, désastre qui eût inspiré à certains orateurs un langage plus sérieux, s'il leur était venu à la pensée que leurs femmes, leurs sœurs, leurs filles, quelle que soit leur pureté, pourraient subir de pareilles infortunes! Les plus sceptiques eux-mêmes ne sont-ils pas ébranlés par cette série non interrompue de contagions, à partir du premier vaccinifère syphilitique? Eh bien, messieurs, il y a eu trois ou même quatre Rivalta; je veux dire qu'il y a deux ou trois autres catastrophes à peu près égales à celle de Rivalta, la seule dont vous ayez eu sous les yeux une histoire un peu détaillée.

On a peut-être prêté peu d'attention à quelques lignes dans lesquelles M. Depaul a rappelé un événement non moins déplorable que celui de Rivalta ; c'est le n° 2, parmi les faits du rapport. Il mérite d'être mieux connu.

En 1841, dans la province de Crémone, un enfant désigné par les initiales P. C..., dont on ne dit pas l'âge, servit à vacciner 56 autres enfants. P. C... était bien développé et *paraissait* alors bien portant ; on sut plus tard que son père avait contracté la vérole l'année précédente, et M. Tassani, auteur de ce récit, observa, en 1842, sur l'enfant lui-même une éruption syphilitique. 35 des 56 enfants vaccinés furent atteints de syphilis : ulcères aux bras, puis phénomènes secondaires multiples. La contagion se propagea dans plusieurs familles, ce qui porta le nombre des malades à 64. 8 enfants et 2 femmes succombèrent (1). Quelle similitude, *quanta somiglianza*, s'écrie M. Pacchiotti, entre ce fait et l'événement de Rivalta ! La seule différence, ajoute-t-il, c'est qu'ici 34 enfants, qui reçurent le vaccin de 8 des 35 enfants infectés, ne contractèrent pas la vérole.

Le cas suivant, publié en 1862, et encore peu connu de l'Académie, n'est-il pas un troisième Rivalta ?

En 1856, à Lupara, dans le royaume de Naples, M. Marone vaccina, dans les premiers jours de novembre, un certain nombre d'enfants avec du vaccin en tubes qui venait de Campo-Basso et qui se trouvait coloré par un peu de sang, quoique clair et transparent comme à l'ordinaire. Un premier enfant, Philomène Listorti, âgée de huit mois, reçut le vaccin et le transmit ensuite aux autres. 23 de ces enfants, y compris le vaccinifère, formant la presque totalité des vaccinés, nés de parents sains, et eux-mêmes exempts, depuis

(1) *Gazzetta medica di Milano*, t. II ; Viennois, *Archives génér. de médecine*, 1860, t. II ; Pacchiotti, *Sifilide trasmessa per mezzo della vaccinazione.* Turin, 1862.

leur naissance, d'accidents vénériens, furent atteints de syphilis à la suite de cette vaccination, qui réussit chez la plupart et ne dut être recommencée que chez quelques-uns. Des ulcérations caractéristiques succédèrent chez tous à l'éruption vaccinale; elles étaient accompagnées d'engorgement des ganglions axillaires. Puis, un peu plus tôt chez les uns, un peu plus tard chez d'autres, mais en général vers le milieu de janvier 1857, se montrèrent des éruptions de roséole, d'impétigo, de papules syphilitiques et même de pemphigus, bientôt suivies de plaques muqueuses aux lèvres, dans l'intérieur de la bouche, aux environs de l'anus, à la vulve, sur le scrotum. Engorgement consécutif des ganglions cervicaux postérieurs et inguinaux; amaigrissement et troubles de la santé générale, variables selon la gravité de l'affection.

Les mères de ces enfants, qui, pour la plupart, les allaitaient elles-mêmes, contractèrent à leur tour la syphilis par cette voie. Une série de symptômes vénériens, locaux d'abord, puis généraux, parfaitement indiqués par M. Marone, se manifesta sur ces malheureuses. Un certain nombre d'entre elles communiquèrent le mal à leurs maris. Des pères et mères, il s'étendit à d'autres membres de la famille, à des enfants impubères des deux sexes, quelquefois à des familles entières. Celles de ces femmes qui devinrent enceintes accouchèrent presque toutes, avant terme, d'enfants syphilitiques ou de fœtus morts, offrant, dans quelques cas, des traces de syphilis.

Un traitement spécifique guérit beaucoup de ces malades; toutefois cette forme de syphilis montra beaucoup de tendance aux récidives, et il se trouva des sujets chez qui elle persista plus de deux ans et demi. Quelques enfants moururent, et des adultes furent en danger de mort.

M. Marone avait puisé du vaccin sur les premiers vaccinés pour inoculer une seconde série d'enfants. 11 de ceux-ci eurent la vérole comme les premiers et la donnèrent à leurs mères. Ces dernières la transmirent à 11 nourrissons qu'elles avaient, et qui ne faisaient pas partie des enfants vaccinés. Quelques-unes la donnèrent à leurs maris. De toutes jeunes filles furent aussi infectées par leurs contacts avec les nourrices ou avec les enfants (1).

Ainsi, 34 enfants inoculés de la syphilis par le fait de la vaccination; un plus grand nombre d'individus de différents âges contaminés immédiatement ou médiatement par ces enfants; voilà ce qui s'est passé à Lupara. Le nombre des victimes a été de 80 à Rivalta; on voit qu'il n'y en a guère en moins dans le fait de M. Marone.

En joignant aux trois cas que je viens de mentionner le premier fait cité par M. Depaul, celui de ces 40 enfants infectés sur 46 vaccinés en 1821, au rapport de M. Cerioli, fait très-analogue aux précédents, on trouve, pour ces quatre cas seulement, 155 enfants atteints de syphilis inoculée par la vaccine, et un nombre de contagions secondaires qui porte le total des sujets infectés à près de 300. De pareils chiffres peuvent se passer de commentaire.

Mais la vaccine était-elle bien la cause de ces malheurs? Ne faut-il pas en accuser plutôt d'autres modes de transmission de la syphilis? Et puis, cette infection générale d'une même localité ne fait-elle pas supposer une sorte d'endémie syphilitique? D'où viendrait cette mortalité insolite dans la contagion d'accidents secondaires? Comment admettre la transmission de la maladie par les seconds vaccinifères, par les vaccinés intermédiaires, comme la Manzone de Rivalta, transmission qui d'ailleurs n'a pas eu lieu dans le n° 2 du rapport? Ces questions, et d'autres encore, les médecins italiens se les sont posées comme nous, et, messieurs, croyez-le bien, ce n'est pas à la légère qu'ils ont cru devoir

(1) *L'Imparziale*, n° du 1er mars 1862, p. 142; Pacchiotti, *loc. cit.*, p. 99; H. Lee, *De l'inoculation syphilitique et de ses rapports avec la vaccination*, traduit de l'anglais par le docteur E. Baudot. Paris, 1865, p. 76. Je ferai remarquer que M. Lee, en reproduisant le récit de M. Marone, a omis le passage relatif à la seconde série de vaccinations pratiquées par l'auteur, et qu'il a confondu les accidents de cette seconde vaccination avec ceux de la première, ce qui réduit de beaucoup le nombre des enfants syphilisés par la vaccine et des autres individus contaminés (voy. *The Lancet*, 1862, t. I, p. 567).

les résoudre dans le sens de la syphilis vaccinale ; ils n'étaient pas plus disposés que nous à voir dans la vaccine un moyen d'inoculation de la vérole. Lisez la savante et consciencieuse relation de M. Pacchiotti ; vous y verrez quel soin minutieux ses collègues et lui ont apporté dans l'enquête de Rivalta. M. Marone, l'un de ces médecins de village traités un peu légèrement par mon ami M. Briquet, M. Marone, lui, n'a pas eu besoin d'enquête ; il raconte ce qu'il a vu, et en homme qui voudrait bien ne pas l'avoir vu. Dans tous ces cas italiens, la contagion a été suivie de maison en maison, d'individu à individu. Qui donc pourrait nier que son point de départ n'ait été le bras des enfants vaccinés? Qu'elle n'ait passé de là, quand leur bouche est devenue malade, au sein de leurs mères ou nourrices, où a paru le chancre infectant, pareil à ceux des bras des enfants ? Qu'elle n'ait ensuite gagné des nourrissons, des maris et d'autres personnes parentes ou étrangères, et toujours par le contact des organes affectés chez les femmes ou les enfants avec les organes sains des autres individus? Voudriez-vous établir un ordre de transmission inverse? Renversez donc aussi les temps, les dates, si vous le pouvez ! Ah ! que certaines circonstances soient restées mal connues, que quelques détails soient douteux, inexacts peut-être, je le veux bien. Qu'il se soit glissé dans ces récits, comme le pense M. Viennois (1), des cas où la vaccine a simplement fait éclater une syphilis latente au lieu de la créer de toutes pièces, cela se peut. Que l'on se soit trompé d'abord en accusant les tubes d'Acqui d'avoir porté la syphilis, et qu'on puisse se demander si ce sont bien les tubes de Campo-Basso qui l'ont transportée à Lupara, je l'accorde. Que l'on trouve étrange que les vaccinés intermédiaires transmettent la syphilis avant d'en offrir aucune manifestation apparente; je ne m'y oppose pas. Je ne conteste pas davantage que le rôle de l'enfant Manzone, dans la contagion de Rivalta, ne soit encore obscur ; je reconnaîtrai, si l'on veut, que l'on peut également supposer, ou que cette

(1) *Gazette des hôpitaux*, 1862, p. 198.

petite fille était syphilitique avant la vaccination, ce qui est contredit par les informations du docteur Silventi, ou qu'après une incubation d'une brièveté tout à fait exceptionnelle, elle avait — quoiqu'on ne les ait pas vus — des symptômes de syphilis dès le dixième jour de l'inoculation (1), ou enfin qu'elle a donné la vérole sans en avoir de symptômes, c'est-à-dire pendant l'incubation de la maladie qu'elle avait reçue de Chiabrera, ce qui étonne peut-être à bon droit M. Ricord. La même difficulté se présente deux fois, j'en conviens encore, dans le récit de M. Marone, pour son premier vaccinifère et pour sa seconde série de vaccinés. Quant au fait Hübner, il ne s'y est rien passé de semblable ; c'est par erreur que M. Ricord a dit le contraire, qu'il vous a parlé de deux vaccinés *intermédiaires*, dont l'un aurait transmis la syphilis à d'autres enfants, en restant lui-même entièrement indemne (2). Le fait Hübner est des plus simples et des plus évidents ; il ne peut soulever d'objection sérieuse (3).

Mais ces quelques obscurités de détails peuvent-elles conduire à douter du fait fondamental de la contagion syphilitique vaccinale, démontré sur une aussi large échelle? Ma raison se refuse à l'admettre. Est-ce que M. Devergie ne vous a pas fait voir, comme l'avait déjà établi M. Viennois (4), qu'on pouvait à la rigueur se passer de connaître l'origine du vaccin pour juger ces faits, que la seule étude du mode d'invasion, de la marche, des progrès, de l'évolution, en un mot, des accidents syphilitiques fournissait à cet égard des données d'une certitude presque absolue? Est-ce que M. Viennois n'a pas prouvé plus encore, que l'on pouvait, par la nature et la marche des symptômes, distinguer

(1) Voyez, pour les variétés que peut offrir la durée de l'incubation, Alfr. Fournier, *Recherches sur l'incubation de la syphilis*. Paris, 1865.

(2) *Bull. de l'Acad. de méd.*, t. XXX, p. 162.

(3) Voyez la relation de ce fait dans le Rapport de M. Broca à la Société de chirurgie, dans les *Mémoires* de cette Société, t. V, p. 575 ; voyez aussi *Gazette hebdomadaire*, 1855, p. 176.

(4) *Archives générales de médecine*, *loc. cit.*

la syphilis latente, que la vaccine ne fait que rendre manifeste, de la syphilis véritablement transmise par la vaccination (1)?

Mon savant ami M. Ricord a dit, je crois, qu'il y avait quelques faits, bien peu, qu'il ne discutait même pas, parce qu'il les croyait réels (2). Il est regrettable que M. Ricord n'ait pas désigné ces faits, qu'il n'ait pas exposé les motifs du privilége qu'il leur concède. Pour moi, j'avoue qu'il m'a été impossible de les reconnaître parmi leurs pareils ; je les ai trouvés tous semblables. C'est précisément cette uniformité des faits qui constitue leur force. La syphilis — qui ne le sait aujourd'hui ! — ne marche pas au hasard ; elle obéit à ces lois savamment élaborées, promulguées dans les quatre parties du monde par notre grand législateur en syphilographie ; M. Ricord me pardonnera si je blesse sa modestie. Eh bien, messieurs, ou ces lois constantes, immuables, sont fausses, ou la transmission de la syphilis par la vaccine, dans des cas plus nombreux qu'on ne l'a dit, est une vérité à laquelle vous ne pouvez échapper.

On a parlé d'endémie ; mais M. Coggiola, auteur des vaccinations de Rivalta, où il résidait depuis vingt-trois ans, n'y avait jamais vu la syphilis. M. Marone affirme également qu'il n'avait jamais eu occasion d'observer la syphilis à Lupara, avant les calamités qu'il a dépeintes. La rapide et prodigieuse extension de la maladie ne s'explique-t-elle pas naturellement par le nombre des premiers sujets infectés, par la malpropreté du peuple en Italie, par l'entassement des familles misérables, par l'omission de toute précaution de la part de ces pauvres gens, qui ignoraient la nature du mal ? La mortalité, dont on s'étonne, a porté principalement sur les enfants, et l'on connaît la grande mortalité des enfants en bas âge, atteints de syphilis constitutionnelle. Je sais bien que cette mortalité est beaucoup plus considérable dans la syphilis congénitale que lorsque la maladie est acquise,

(1) *Archives générales de médecine*, loc. cit.

(2) *Bulletin de l'Académie de médecine*, séance du 7 février, t. XXX, p. 375.

comme nous l'ont appris les excellentes *Leçons* de mon collègue et ami M. Roger sur la syphilis infantile; mais veuillez remarquer que dans ces contagions, tellement répandues qu'elles ressemblaient à des épidémies, un long temps s'est écoulé avant que la maladie fût traitée, et que sa gravité s'en est singulièrement accrue. La même chose est arrivée à Hollfeld : ce n'est qu'au bout de huit mois que M. Hübner fut rappelé près de ses vaccinés, et encore, savez-vous ce qu'il opposa d'abord à ces accidents formidables?... l'homœopathie! Ce n'était pas une raison, j'en conviens, pour le condamner, par un premier jugement, à deux années de *carcere duro*, d'autant mieux que en négligeant de s'assurer de l'état de santé de son vaccinifère, il n'avait fait que suivre une pratique à peu près universelle, pratique aujourd'hui condamnable, que M. Bousquet fera disparaître de sa prochaine édition, j'en réponds, mais que les maîtres de l'art, en 1852, considéraient comme exempte de danger.

J'ai ajouté un premier fait, celui de M. Marone, à ceux que M. Depaul vous a présentés dans son rapport (1); j'en ai quelques autres à vous faire connaître. Pour abréger, je me bornerai à les indiquer très-sommairement :

1° 1814; M. Marcolini. Vaccination, à Udine, de deux séries d'enfants, le vaccin étant pris, pour la première, sur une petite fille syphilitique; beaucoup de ces vaccinés eurent la vérole, et quelques-uns en moururent (2).

2° 1822; M. Marcolini. Syphilis transmise, par le vaccin, d'un enfant sain en apparence, mais reconnu plus tard syphilitique, à une petite fille, Rosa Fantini (3).

3° 1839; M. Viani. Revaccination de deux adultes avec le vaccin de leur neveu, enfant syphilitique; après l'évolution

(1) J'ignorais, quand j'ai pris la parole, que M. Depaul, dans une de ses répliques, avait déjà communiqué à l'Académie le fait de M. Marone (*Bulletin de l'Académie*, t. XXX, p. 353); les détails que j'ai donnés sur ce fait ne font donc que compléter le récit de l'honorable rapporteur.

(2) *Annali universali*, etc., di Omodei, 1824.

(3) *Ibid.*

des pustules vaccinales, ulcères aux bras, suivis de syphilis constitutionnelle, dont la guérison fut très-lente (1).

M. J. Whitehead a fait connaître sommairement, en 1859, 63 cas de syphilis infantile, traités en moins de trois ans à l'hôpital de Manchester. La vaccine était accusée d'avoir donné la vérole à 34 de ces enfants. M. Whitehead croit qu'en effet cela a eu lieu dans 14 cas (2). Suivant M. Viennois, l'origine vaccinale reste douteuse pour 7 cas ; dans 3 autres, la syphilis lui paraît avoir existé avant la vaccination. Restent 4 cas, qu'il n'hésite pas à rapporter à la syphilis vaccinale (3) ; M. Depaul a cité l'un d'eux (n° 5 du rapport) ; voici les trois autres.

4° Enfant de neuf mois, vacciné à quatre mois, né de parents qui paraissaient sains. Ulcères chancreux aux bras, encore ouverts cinq mois après. A la même époque, le corps était couvert de taches cuivrées, qui avaient paru quelque temps après la vaccination. Après un traitement de sept semaines par l'iodure de potassium, l'enfant partit en bon état.

5° Enfant de sept mois, vacciné à trois mois ; le père affirme n'avoir jamais eu la vérole ; aucune apparence de syphilis chez la mère. Ulcération, suppuration prolongée des boutons de vaccin ; plus tard, taches cuivrées, érythème ulcéré au périnée, aux fesses, psoriasis de l'anus, atrophie générale, figure de vieillard, etc. Huile de foie de morue, frictions mercurielles. L'enfant est mort d'une broncho-pneumonie.

6° Enfant de sept mois et demi, né de parents présumés sains, vacciné à deux mois. Marche régulière de la vaccine, puis ulcères à la place des pustules. Consécutivement taches cuivrées, arthrite du coude gauche, paleur syphilitique, etc. Traitement mercuriel de sept semaines ; guérison.

(1) *Gazzetta med. Lomb.*, 1849, et *Gazette médicale de Paris*, même année. M. Depaul a rapporté ce fait avec plus de détail dans sa dernière réplique (*Bullet. de l'Acad.*, t. XXX, p. 351).

(2) *Third report on the clinical hospital of Manchester*, 1859.

(3) *Archives de médecine*, *loc. cit.*

7° 1857; M. Galligo. Au village de la Rufina, près de Florence, un enfant, bien portant *en apparence*, mais né de parents syphilitiques, servit à vacciner d'autres enfants. Un certain nombre de ceux-ci, huit au moins, devinrent syphilitiques ultérieurement; chez quelques-uns, un ulcère, au point inoculé, fut noté comme phénomène initial. M. Galligo eut occasion de donner ses soins à l'un de ces enfants et le guérit par un traitement mercuriel (1).

8° 1855; M. Rodet, de Lyon. Vaccination d'une petite fille avec le vaccin d'un enfant d'un mois, offrant, depuis quinze jours, des manifestations syphilitiques, que M. Rodet retrouva sur lui quatre mois et demi après, mais alors accompagnées de phénomènes plus graves et de cachexie. A cette époque, cet enfant avait infecté sa nourrice. La petite fille vaccinée eut, après l'éruption vaccinale, un ulcère chancreux au bras droit et, plus tard, des plaques muqueuses sur la commissure labiale gauche, sur les deux lèvres et à la vulve. Sa mère, examinée avec soin par M. Rodet, ne lui présenta aucun symptôme de syphilis (2).

M. Depaul, dans son dernier discours, a déjà cité ce fait remarquable, ainsi que le précédent (3).

9° On a souvent répété que l'Académie pratiquait des milliers de vaccinations par an, et que depuis quarante ans que ce service lui est confié, elle n'avait jamais eu d'accident de ce genre. Parole imprudente, messieurs! Car nos vaccinateurs officiels seraient fort en peine s'il leur fallait soutenir une semblable assertion. Ce que leurs vaccinés deviennent au delà du huitième ou du dixième jour, ils l'ignorent, et même, à cette date, ils n'ont guère cherché jusqu'à présent s'ils observeraient quelque signe avant-coureur d'une manifestation morbide, qu'ils croyaient impossible. Il est peu vraisemblable que le privilége académique ait dépouillé de leurs propriétés virulentes le vaccin ou le sang syphilitiques, qui

(1) *Gazette hebdomadaire de Paris*, 1860, p. 519, et *Gazette des hôpitaux*, 1862, p. 139.

(2) *Gazette médicale de Lyon*, 1865, p. 35.

(3) *Bulletin de l'Académie*, t. XXX, p. 352 et 354.

ont dû se présenter ici comme ailleurs. Trois faits, qui m'ont été communiqués par M. Auzias, prouveraient au besoin le contraire.

Trois enfants, vaccinés à l'Académie, en 1852, à un mois ou deux d'intervalle, ont été vus par M. Auzias six à sept semaines après la vaccination. Ils présentaient les signes manifestes d'une syphilis inoculée aux bras : chancres aux piqûres, engorgement des ganglions axillaires, roséole syphilitique à la surface du corps. M. Auzias a fait allusion à ces faits dès 1860 (1), et les a signalés dans le *Courrier médical* du 30 mai 1863.

10° MM. Auzias et Ch. Faivre ont observé un autre cas de syphilis vaccinale, publié par le premier dans ce même numéro du *Courrier médical*.

Lorsqu'ils virent cet enfant, désigné par les initiales J. B..., ils lui trouvèrent un ulcère chancreux à un bras, avec une pléiade axillaire du même côté, un ecthyma syphilitique et des accidents plus graves du côté des muqueuses. Cet enfant ne tarda pas à succomber. Il avait été vacciné à Ménilmontant; le vaccinifère mourut couvert de boutons. Son vaccin avait été pris, au onzième jour, dans une pustule unique qu'avaient donnée six piqûres, et qui fournissait une quantité notable de pus. Trois jours avant la vaccination de J. B..., on avait vacciné deux autres enfants avec la matière de la même pustule; ils eurent une bonne vaccine et n'éprouvèrent aucun accident.

M. Depaul vous a dit qu'on ne publiait pas tous les cas de syphilis vaccinale. Cette supposition est, pour moi, une vérité qu'on ne saurait contester. M. Galligo se plaint amèrement du silence obstiné d'un vaccinateur dans un cas que le rédacteur en chef de l'*Imparziale* n'a pu connaître qu'indirectement (2). M. Marone a tu six ans les faits de Lupara, et ne les aurait pas encore révélés à l'heure qu'il est, sans la publication des événements de Rivalta. En 1863, M. le doc-

(1) Auzias-Turenne, *Correspondance syphiliographique*, 1860, p. 34.

(2) *L'Imparziale* du 1er mars 1862, p. 149.

teur Morax, alors interne de mon service, actuellement médecin à Morges, en Suisse, a recueilli sous mes yeux, avec le plus grand soin, une observation encore inédite, qui n'est certainement pas un fait unique dans nos hôpitaux d'enfants. Voici cette observation, dont je supprime seulement quelques détails :

« Le 10 octobre 1863, dit M. Morax, est entré, à l'hôpital des Enfants, Blaise Lagarde, âgé de vingt-six mois. Cet enfant avait été vacciné avec succès, le 28 mai, par conséquent quatre mois et demi auparavant, à la mairie de Batignolles. Au dire des parents, il était bien portant à cette époque, quoiqu'il eût précédemment souffert, en nourrice, des suites d'une alimentation insuffisante. La mère rapporte que le vaccin fut pris sur un enfant très-chétif, et elle prétend que son petit garçon fut le seul qui reçut de ce vaccin. Les six piqûres donnèrent six boutons très-développés, qui suivirent la marche ordinaire, si ce n'est que ces pustules suppurèrent pendant six semaines. L'enfant semblait bien rétabli, sauf une petite tumeur, du volume d'une noisette, qui s'était montrée à la joue droite, lorsque, à la fin de juillet, c'est-à-dire *huit semaines après la vaccination*, le corps se couvrit tout à coup, après un bain, de petites taches rouges, qui firent croire à une éruption de petite vérole; mais ces taches, au lieu de se transformer en pustules, persistèrent simplement en changeant un peu de couleur; c'était une roséole syphilitique. Six semaines plus tard, au commencement de septembre, apparition, aux parties génitales et à l'anus, de gros boutons rouges d'où suintait un liquide fétide.

» A son entrée à l'hôpital, le 10 octobre, le petit malade était dans l'état suivant : petites plaques blanchâtres, circulaires, formées de paillettes squameuses, au cuir chevelu et sur le haut du front; autres plaques circulaires, d'un rouge vif, entourées d'une collerette blanche, écailleuse, aux parties latérales du cou; au tronc, aux bras, aux membres inférieurs, petites taches d'un jaune foncé, d'un aspect caractéristique; érosion légère à la lèvre supérieure; tumeur ganglionnaire, du volume d'une noix, sous l'angle de la mâchoire, du côté droit; cicatrices vaccinales larges, formant des plaques d'un rouge cuivré, recouvertes de débris épithéliaux; ganglions axillaires engorgés des deux côtés; plaques muqueuses parfaitement caractérisées au pourtour de l'anus, ainsi qu'aux plis inguino-cruraux, où elles sont plus saillantes et versent un liquide plus abondant. Malgré cet ensemble de symptômes, l'habitude extérieure du corps est encore dans un état assez satisfaisant; les joues sont pleines et le teint rosé.

» Le père de cet enfant, âgé de trente-quatre ans, employé au chemin de fer, est bien portant et robuste; il a eu, à Lyon, à l'âge de dix-huit ans, des chancres et des bubons, dont il porte les cicatrices, sans aucun accident ultérieur de syphilis constitutionnelle. La mère jouit également d'une bonne santé; elle assure n'avoir jamais eu, aux organes génitaux, d'autre affection que des flueurs blanches, auxquelles elle est sujette; elle n'a jamais eu ni mal de gorge, ni éruption à la peau. Un examen attentif de tous les organes ne fait découvrir, chez elle, aucun indice de vérole récente ou ancienne. Elle a eu trois autres enfants avant celui-ci, et tous les trois ont toujours joui d'une excellente santé.

» Notons enfin que le petit Blaise, depuis qu'il a été vacciné, n'a jamais été confié qu'aux soins de sa mère ou de ses grands parents, qui sont très-bien portants.

» M. Bouvier prescrivit les bains de sublimé, auxquels il associa bientôt la liqueur de Van Swieten, et plus tard la cautérisation des plaques de l'anus avec le nitrate d'argent. Le 3 décembre, après sept semaines de ce traitement, les manifestations syphilitiques avaient presque entièrement disparu; l'état général était excellent, lorsque ce pauvre enfant contracta, dans nos salles, une angine diphthéritique, qui l'emporta en peu de jours. »

M. Morax fait suivre cette observation de considérations pleines de justesse, dans lesquelles il s'attache à démontrer que ce n'était pas là une syphilis héréditaire, et que la maladie n'a pu être acquise par une autre voie que par celle de la vaccination. J'adopte pleinement cette opinion, et je pense que, malgré le défaut de renseignements sur l'enfant vaccinifère, l'Académie verra également dans cette observation un fait de syphilis *ex vacciná*, suivant l'expression de M. Auzias, fait à ajouter à ceux que MM. Trousseau, Devergie, Hérard, Chassaignac ont déjà recueillis dans la classe pauvre de la capitale.

Réunis à ceux de M. Auzias-Turenne, ces cas ouvrent la série des faits *parisiens*, qui se multiplient à mesure qu'on y regarde de plus près, non qu'ils deviennent plus communs, mais parce qu'ils sont mieux connus (1). Et l'on vous dit qu'on a tout le temps d'aviser, que l'*ennemi n'est pas à nos portes!* Et, tandis qu'on le croit encore au delà des Alpes, il promène son drapeau dans nos murs; il se glisse dans nos hôpitaux, dans nos mairies, que dis-je! jusque dans le cénacle académique!

(1) L'observation suivante, due à M. le docteur Laroyenne, vient encore grossir la liste des faits *publiés* qui se sont passés *à Paris :* « J'ajouterai, dit l'auteur, aux précédentes (à celles de MM. Trousseau, Devergie, Chassaignac, Hérard) une observation sommaire que j'ai recueillie, et qui, à coup sûr, n'est pas une syphilis congénitale, puisque l'enfant contaminé communiqua à sa mère, dans l'acte de la lactation, un chancre du mamelon.

» Une petite fille de quinze mois me fut montrée par le docteur Demeaux, médecin du faubourg Saint-Antoine. Elle avait été vaccinée par quatre piqûres faites à chaque bras. Trois pustules du bras droit s'agrandirent et persistèrent environ soixante-dix jours, à compter du jour de l'opération, et c'est alors qu'apparurent des pustules sur le cuir chevelu et à la vulve. L'enfant et la mère entrèrent à l'hôpital Saint-Antoine, dans la salle des nourrices; le chef de service, après avoir examiné l'enfant, prononça, au dire de la mère, les mots de *vaccin vénérien*. Celle-ci vit apparaître pendant son séjour à l'hôpital, sur le mamelon du sein gauche, un bouton qui s'agrandit insensiblement, s'ulcéra, s'accompagna d'adénite axillaire et d'autres symptômes constitutionnels. C'est à cette époque que je visitai ces deux malades, et que je constatai sur la mère l'accident initial et la roséole syphilitique. L'enfant ne présentait plus que des maculatures dans les régions où avaient existé les lésions disparues sous l'influence d'un traitement mercuriel, traitement qui fit aussi justice des accidents de la mère. Le père a toujours joui d'une santé irréprochable. » (*Gazette médicale de Lyon*, numéro du 16 juin 1864, p. 293.)

Je ne veux pas lasser l'attention de l'Académie; aussi bien est-il temps de clore cette lugubre énumération. Et cependant elle est loin d'être complète. Je ne vous ai pas parlé de ce livre bleu anglais de 1857, que M. Ricord nous a fait connaître, et dans lequel, sur 539 témoignages, on voit onze médecins, MM. Ackerley, Bamberger, Guersant, James, Lever, Marnock, Edw. Martin, Mordey, Startin, Stromeyer, Welch, croire à la syphilis vaccinale, dont plusieurs disent avoir vu des exemples (1). Je ne vous ai pas fait remonter à ces premiers temps de la vaccine, où les Moseley, les Rowley, déjà cités par MM. Viennois et Depaul, s'acharnaient à décrier la pratique nouvelle et recueillaient avidement tout ce qui lui semblait contraire. Un tableau de 504 cas, dressé, non par Moseley, comme M. Viennois l'a imprimé par erreur, mais par Rowley, contient, parmi beaucoup d'exagérations et de fausses interprétations, des faits qui réunissent plusieurs des caractères de la syphilis vaccinale. M. Viennois a rappelé l'un de ces faits, dans lequel la mère contracta par le sein la maladie de l'enfant (n° 482 du tableau). J'en citerai un autre fort analogue (n° 245 et 246); il s'agit, dans ce cas, de deux frères qui eurent, *six semaines* après la vaccination, des tumeurs et une *cow-pox*-gale, qu'ils communiquèrent à leur mère et à cinq autres enfants (2).

M. Auzias m'a fait connaître deux courtes notes d'Alphonse Leroy, qui, peut-être, se rapportent également à notre sujet; elles sont ainsi conçues :

« Rue Céruty, n° 5. La petite fille des maîtres de la maison, âgée de quatre ans, a eu, après la vaccination, une large tache particulière aux parties naturelles et à l'anus, ensuite des flueurs blanches de mauvais caractère. »

« J'ai vu, à Paris, un petit enfant de quinze à seize mois, appartenant à M. et madame Copola, *de* présent à Saint-Prix;

(1) General Board of health, *Papers relating the vaccination*. London, 1857, nos 2, 29, 216, 266, 302, 329, 332, 352, 450, 458, 508. Il faut ajouter à cette liste M. Whitehead (n° 514), que j'ai déjà cité.

(2) W. Rowley, *De l'inefficacité et des dangers de la vaccine*, traduction française. Paris, 1807, p. 112.

cet enfant, depuis l'inoculation, a des taches brunes et larges sur les jambes, d'autres *sous* la peau (1). »

Quelques partisans de la vaccine répondaient à leurs adversaires que ces accidents étaient produits par le *vice vénérien* préexistant à la vaccination; cette explication, vraie dans certains cas, ne l'était sans doute pas dans tous.

Malheureusement la passion égara les deux partis, et la vérité fut étouffée sous les coups qu'ils se portaient mutuellement. Les hommes sages se taisaient dans la crainte de nuire à la vaccine. « Beaucoup de praticiens, disait Cullerier en 1802, ont vu des faits qu'ils n'ont pas osé communiquer, parce que, comme moi, partisans raisonnables d'une inoculation qui n'a eu encore que des effets plus ou moins heureux, ils ont craint que le fanatisme ne dénaturât leur opinion, et que l'incrédulité n'altérât leurs observations (2). » Ces paroles sont tirées d'une brochure devenue si rare que je n'ai pu me la procurer; je n'en ai lu que des extraits. Cullerier y parle d'une altération singulière des boutons vaccinaux, d'éruptions générales, survenues plus ou moins longtemps après la vaccine; je n'ai pu juger, faute de détails, si c'étaient là des accidents syphilitiques, ce que le chirurgien de l'hôpital du Midi n'a d'ailleurs lui-même nullement présumé.

Je ne m'arrête pas aux expériences négatives que l'on a opposées à la contagion vaccino-syphilitique. Elles ne méritent, ni par leur nombre, ni par leur nature, l'importance qu'on a voulu leur donner. Les faits négatifs ne manquent pas; car dans presque tous les cas d'infection multiple, un certain nombre d'enfants ont échappé à la contagion. Cela détruit-il en rien la réalité de cette dernière chez les sujets contaminés?

Je n'examinerai pas si, selon l'opinion soutenue par M. Viennois et partagée par M. Blot, la contagion se produit

(1) *La clef du cabinet des princes*, an X, obs. 11 et 12 d'Alph. Leroy.

(2) Cullerier, *Quelques faits relatifs à la vaccine*. Paris, 1802. Voyez aussi Chappon, *Traité historique des dangers de la vaccine*. Paris, 1803, p. 225; et *Recueil périodique de la Société de médecine de Paris*, t. XIV, p. 465.

exclusivement par l'inoculation du sang, de sorte qu'elle n'aurait jamais lieu quand le vaccin est pur, c'est-à-dire sans mélange de sang. Je me contenterai de dire, avec MM. Auzias-Turenne et Depaul, que, si l'inoculation du sang mêlé au vaccin paraît augmenter les chances de contagion, il n'est nullement démontré que ce mélange ait existé dans tous les cas où la syphilis a été transmise. Quant aux expériences comparatives, instituées pour décider la question, elles sont jusqu'à présent en trop petit nombre pour la résoudre d'une manière définitive.

Quelque insuffisant que soit cet exposé, il pourra, si vous le joignez à celui de M. Depaul, vous faire apprécier jusqu'à quel point on doit appliquer à la contagion vaccino-syphilitique cette épithète de *prodigieusement rare*, lancée un peu au hasard par M. Trousseau et traduite en statistique fantaisiste par mon ami M. Briquet. Nous ne sommes plus au temps où l'on pouvait dissimuler ou atténuer les faits. On voudrait en vain aujourd'hui comprimer la vérité; elle se ferait jour de toutes parts. Ne cherchons donc pas à la déguiser ou à l'affaiblir par de complaisantes épithètes. Est-ce d'ailleurs servir les intérêts de la vaccine que de fermer les yeux à ses imperfections, au lieu de s'efforcer de les corriger? Ne voyez-vous pas que soixante ans de réticences ont plus nui à cette belle découverte par les malheurs qu'ils ont entraînés, que n'eussent fait l'aveu sincère de ses dangers possibles et la recherche active des moyens de les éviter ?

Prévenir le retour de ces malheurs, tel est maintenant le but à poursuivre. Telle est aussi la conclusion de tous les modernes qui ont écrit sur cette matière. Il en a été autrement, il faut le dire, à l'Académie de médecine. On vous a dit qu'il n'était pas opportun d'aborder ce sujet, qu'on ne connaissait pas de moyen d'inspirer de la sécurité aux familles, que rien de ce qu'on proposait ne pouvait empêcher la transmission de la syphilis par la vaccine, qu'il était impossible de pouvoir répondre qu'un vaccinifère n'était pas syphilitique. Bref, un ordre du jour plus ou moins déguisé vous a été proposé.

Après les événements de Rivalta, les médecins italiens, qui, paraît-il, ne redoutent pas autant les circulaires ministérielles que mon collègue et ami M. Devergie, provoquèrent l'envoi d'une circulaire de M. Ricasoli aux préfets, prescrivant des mesures à prendre touchant la vaccine. En voici un extrait :

« 1° Les conservateurs et commissaires de la vaccine tiendront un registre des vaccinifères, spécialement de ceux qui fourniront aux envois de vaccin, avec l'indication des vaccinateurs auxquels ce vaccin sera adressé, afin qu'au besoin on puisse remonter à sa source.

» 2° Les vaccinateurs qui recueilleront le vaccin, s'assureront avec le plus grand soin de l'état de santé des vaccinifères, et écarteront tous ceux qui leur offriraient quelque indice de maladies congénitales ou acquises, ou dont les parents et les nourrices ne seraient pas reconnus parfaitement sains.

» 3° Ils choisiront autant que possible pour vaccinifères des enfants ayant atteint l'âge de quatre mois, ou au moins de trois mois.

» 4° Tous les vaccinateurs se serviront, pour l'inoculation, d'aiguilles *ad hoc*, et non d'instruments, tels que les lancettes, employés à d'autres opérations (1). »

Ces prescriptions, évidemment inspirées par le corps médical, ne sont-elles pas d'accord avec les principes de la science la plus éclairée, comme avec les lumières du plus simple bon sens ?

Et, lorsqu'on vous propose d'inviter les vaccinateurs de la France à prendre des précautions semblables, vous repousseriez cette mesure comme inopportune, vous la repousseriez comme inefficace !

Inefficace, inopportune : cette double accusation doit nous arrêter quelques instants.

1° *La mesure est inefficace.* — Pourquoi ? Parce qu'on ne peut pas savoir si un enfant est ou non syphilitique. Comment !

(1) Pacchiotti, *loc. cit.*, et Viennois, *Gazette des hôpit.*, 1862, p. 191.

Quant à la rareté du fait, je vous crois maintenant convaincus qu'elle n'est pas telle qu'on l'a supposée; je n'insisterai donc pas davantage sur ce second point.

J'arrive au grand argument. La proposition est inopportune, parce que, si on l'adopte, on déconsidérera la vaccine, on fournira des armes à ses détracteurs. Les maires de certaines communes, déjà mal disposés pour la vaccine, en détourneront encore plus leurs administrés; et tout cela, ajoute-t-on, pour quoi faire? Pour publier le mal, sans pouvoir en indiquer le remède. Je viens de prouver, je crois, que cette dernière réflexion n'est pas exacte, que le remède n'est pas moins réel que le mal; je n'y reviens pas.

Quant au surplus, messieurs, nous voici en plein 1802; voilà bien ces praticiens *prudents*, dont Cullerier nous a parlé, qui craignent par-dessus tout de déconsidérer le vaccin! Ces idées ont longtemps dominé les médecins en France; il n'est pas surprenant qu'il en reste quelque chose. Ce qu'elles ont produit, vous le savez : de longues erreurs, des revers causés par de funestes préventions. Ce sont ces idées qui ont multiplié les victimes des varioles après vaccine, en reculant pendant longtemps la pratique des revaccinations. On se souvient du triste rôle que, grâce à ces mêmes idées, l'Académie de médecine de Paris eut à subir en face du monde savant, à l'occasion de cette grande question des revaccinations. L'Académie fut traînée à la remorque par le progrès, venu d'ailleurs. Mais il ne fallait pas déconsidérer la vaccine!

Croirez-vous donc travailler à la plus grande gloire de la vaccine en refusant de vous unir à ceux qui veulent en écarter les dangers? En laissant les familles exposées à des calamités dont elles comprendront bien la cause malgré votre silence, et qui leur arracheront des malédictions retombant, par votre faute, sur l'œuvre de Jenner, que vous voulez propager? Vous craignez de fortifier les préventions de quelques maires de village. Craignez donc plutôt que, demain, il n'éclate sous leurs yeux quelque nouveau Rivalta, produit de votre abstention, et bien plus dangereux pour la vaccine que ces avis judicieux qu'on vous propose de publier (1)!

On se méprend d'ailleurs sur la nature de cette publication. Nous n'avons pas besoin, nous, dans cette circonstance, de circulaire ministérielle, et ce genre de missives n'est pas prodigué pour des affaires médicales, quand il n'est pas sollicité par l'Académie ou un autre corps constitué. Nos rapports sur la vaccine sont, pour l'Académie, un moyen naturel de correspondre avec tous les vaccinateurs de France. C'est à eux que s'adresse la partie scientifique de ces rapports. C'est pour eux que M. le ministre en adresse un exemplaire à chacun de MM. les préfets et sous-préfets, en même temps qu'aux vaccinateurs lauréats, et c'est par ce mécanisme simple que l'Académie répand ses opinions et étend son influence. Il ne s'agit donc, en aucune façon, d'un rapport destiné au public extra-médical, comme ce mot d'*officiel* le donnerait faussement à entendre. Ce qu'il y a d'officiel, de ministériel dans ces rapports, ce sont uniquement les récompenses proposées et l'exposé qui les motive.

M. Devergie craint que M. le ministre ou les chefs de son administration n'en fassent trop, après avoir pris connaissance du rapport. Je pense comme M. Trousseau; je crains bien plutôt que M. le ministre n'en fasse pas assez. Il y a, en effet, sous cette question des précautions nouvelles à recommander aux vaccinateurs, une autre question, une question de fonds; car jamais on n'assurera le service de la vaccine, comme il devrait se faire, sans une augmentation de personnel, sans des indemnités plus considérables; et dès qu'il s'agit d'un surcroît de dépense, on sait les difficultés qui surgissent, les atermoiements sans fin de l'administration.

(1) Au rapport de M. le docteur Aliès (de Luxeuil), un village du département de la Haute-Saône aurait été, en 1843, le théâtre d'un événement semblable à celui de Rivalta. Ce serait là un fait considérable; mais je dois convenir que la courte relation de notre distingué confrère ne contient pas des renseignements suffisants pour décider si l'espèce d'épidémie syphilitique qu'il a observée a bien eu son point de départ aux piqûres d'insertion du vaccin. (Voy. la *Revue médicale*, n° du 15 janvier 1865, p. 29.)

Je crois avoir démontré l'inanité des reproches adressés au projet de rapport de M. Depaul, dans ce qu'il contient d'exclusivement scientifique. Quelques passages de ce projet ont reçu une interprétation différente. Je suppose que notre honorable rapporteur ne trouverait pas d'inconvénient à ce qu'ils fussent supprimés.

Quelle que soit la décision de l'Académie, elle a un devoir à remplir : c'est de faire entendre sa voix en faveur de ce qu'elle croit vrai et utile ; c'est d'éclairer par un vote significatif le corps médical, qui a les yeux fixés sur elle.

L'Académie de médecine a dit, en 1830, *à tous* les vaccinateurs de la France :

« Des faits *innombrables* ont *démontré* que le virus vaccin puisé chez des sujets atteints de maladies susceptibles de se communiquer par contagion, comme la *syphilis* et la petite vérole, etc., ne se chargeait, dans aucun cas, d'autres principes, et *ne donnait que la vaccine* (1). »

L'Académie voudrait-elle, en 1865, laisser croire à tous les vaccinateurs de l'Empire qu'elle n'a rien changé à ses convictions de 1830, et qu'appuyés de sa haute autorité, ils peuvent impunément inoculer le vaccin des sujets syphilitiques?

Je vote pour l'adoption du rapport de M. Depaul, avec la modification que j'ai indiquée.

(1) *Instruction sur la vaccine*. Paris, 1830. Cette instruction fut envoyée à tous les vaccinateurs du royaume.

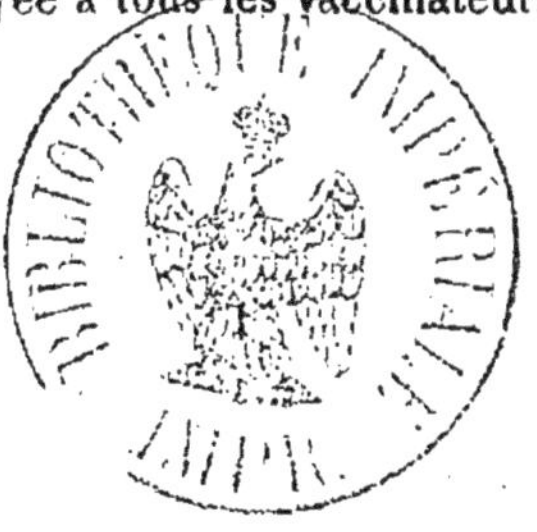

Paris. — Imprimerie de E. MARTINET, rue Mignon, 2.

[illegible] au projet de rapport de M. Depaul, dans ce qu'il contient d'exclusivement scientifique. Plusieurs passages de ce projet ont reçu une interprétation différente [illegible] notre honorable [illegible]

[illegible] de l'Académie [illegible]

www.ingramcontent.com/pod-product-compliance
Ingram Content Group UK Ltd.
Pitfield, Milton Keynes, MK11 3LW, UK
UKHW020224200726
13856UKWH00004B/1596